AF300115

DU

CHOLÉRA-MORBUS

ET

DE SON TRAITEMENT.

AU PROFIT

Des veuves et orphelins, victimes du choléra, et de cette fusillade qui a désolé Paris et l'Ouest.

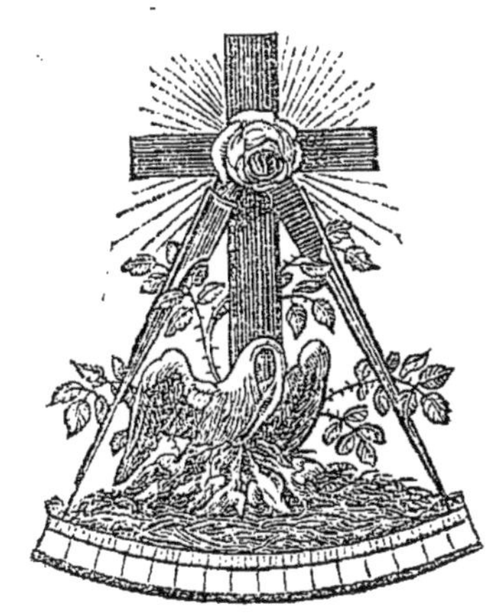

AUXERRE, DE L'IMPRIMERIE DE Ed. PERRIQUET.

IDÉES GÉNÉRALES

SUR LE

CHOLÉRA-MORBUS,

SON TRAITEMENT PRÉSERVATIF

ET CURATIF;

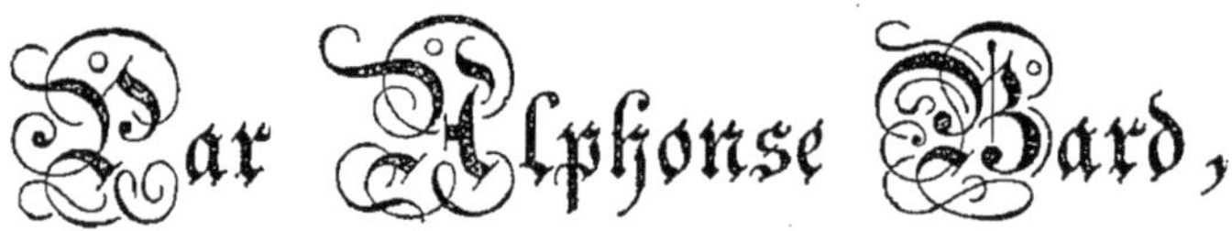

Par Alphonse Bard,

DOCTEUR-MÉDECIN,

MEMBRE DE PLUSIEURS SOCIÉTÉS MÉDICALES.

NON VERBIS SED FACTIS.

A PARIS,

chez Mademoiselle Delaunay, libraire,

ÉDITEUR DES ANNALES DE LA MÉDECINE PHYSIOLOGIQUE,

PLACE DE L'ÉCOLE DE MÉDECINE, N° 13.

1832.

A U

Prince de la Médecine,

A U

Savant et éloquent Professeur

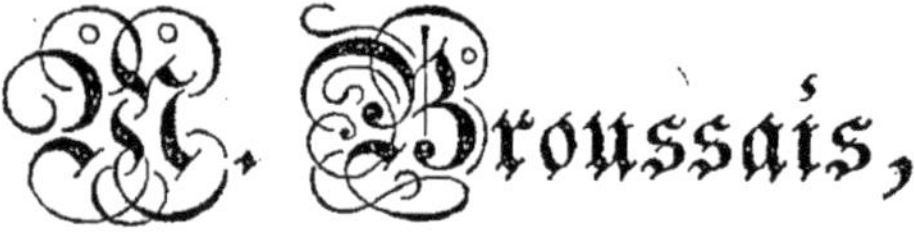

M. Broussais,

Admiration, estime, reconnaissance.

Un de ses Élèves, ex-Chirurgien militaire
des Hôpitaux d'Instruction,

A. Bard.

AVANT-PROPOS.

Mon but, en publiant cette brochure, n'est point d'aspirer à la célébrité des réformateurs ; mon unique désir est d'être utile à mes concitoyens et de dissiper, autant que possible, les préventions de certains médecins contre l'application de l'anatomie pathologique et de la physiologie à la recherche du siège et de la nature du choléra-morbus.

Sans doute, je suis loin d'avoir épuisé le sujet, aplani toutes les difficultés ; mais je m'estimerais heureux, si je parvenais à diriger vers la médecine physiologique quelques-uns de nos médecins incendiaires.

Je sais que des espèces de médecins et certaines personnes du monde sont disposées à déprécier cet ospuscule. Convaincu de l'utile vérité que j'avance, qu'elles sachent que je ne répondrai à leurs attaques que par le plus profond mépris; quand même, celui du public m'en saurait faire justice (1).

____

(1) Nous croirions manquer à la tâche que nous nous sommes imposée, si nous omettions de citer ici le nom de celui qui a bien voulu partager nos travaux épidémiques; je veux parler de M. J.-Alfred Petit, élève en médecine. Qu'il me soit donc permis d'adresser publiquement des remercîmens à cet élève pour le zèle et l'activité avec lesquels il nous a secondé.

DU

CHOLÉRA-MORBUS

ET

DE SON TRAITEMENT.

***

Nous nous sommes abstenu jusqu'à ce jour de donner nos idées sur le développement et la marche du choléra; car, pour le décrire, il fallait l'observer avec soin sur un grand nombre de malades, comparer les symptômes, les divers traitemens, les résultats; c'est ce que nous avons fait. Voici le fruit de nos observations : puisse-t-il dessiller les yeux de nos nombreux humoristes!

Nous ne rechercherons pas d'où nous vient le mot *choléra*. Toutes les disputes sur son étymologie sont ici trop frivoles, trop intempestives, pour nous y arrêter. Qu'on ne s'attende pas non plus à trouver l'histoire du choléra de l'Inde, de Pologne, de Prusse, de Vienne, de Pétersbourg, de Londres et de Paris; faisons seulement remarquer qu'il est identiquement le même dans tous les climats où il s'est montré.

Le choléra est une maladie très-ancienne. D'après quelques observations des médecins européens, il paraîtrait que cette épidémie s'est déclarée, à différentes reprises, dans les armées de l'Inde, d'abord en 1756 et 1757, puis en 1781 et 82. Il est probable aussi que ce fut cette peste affreuse qui enleva en 1348 un tiers de la population. Quoiqu'il en soit, rien n'indique dans l'histoire que cette maladie se soit jamais propagée à d'aussi grandes distances que de nos jours.

Nous ne pensons pas qu'elle soit contagieuse; néanmoins nous dirons avoir remarqué que, lorsque cette maladie se déclare dans une maison, il est bien rare qu'elle n'affecte pas toutes les personnes qui l'habitent. Il est bien peu d'exemples qu'elle se soit bornée à un seul sujet. Nous avons observé aussi que des individus qui étaient soumis à l'influence de cette épidémie, en étaient frappés, quoiqu'ils se fussent éloignés de quelques lieues de l'endroit infecté, et que souvent ils étaient cause de la naissance du choléra dans le pays où ils avaient fui.

D'une autre part, nous vous observerons qu'une personne de notre connaissance s'est inoculé, non-seulement du sang de plusieurs cholériques, mais encore des matières trouvées dans le tube digestif; d'autres fois aussi elle a goûté les diverses matières rendues par le vomissement, et cependant elle n'a pas contracté le choléra. Passons maintenant à la source connue.

C'est à Zilla-Jessore, ville située à cent milles anglais au nord-ouest de Calcutta, que ce fléau se manifesta, pour la première fois, au mois d'août 1817; sortant de ce foyer d'infection, il s'est étendu à l'est, à l'ouest et au nord. Irrésistible dans sa marche, après avoir traversé l'Océan, les fleuves, franchi les montagnes, décimé une partie de nos voisins, il nous est apparu avec une inconcevable rapidité. Jetons un voile sur le passé, et répétons seulement qu'on est effrayé des ravages épouvantables que cette épidémie a faits dans les divers endroits où elle s'est arrêtée. Mais, grâce à la médecine physiologique, nous espérons l'anéantir. Honte et malheur aux polypharmaques! ils font autant de ravages que cette mégère impitoyable....

Depuis Hippocrate jusqu'à nos jours, certains médecins ont pensé que la maladie dont nous nous occupons devait être attribuée à la surabondance, à l'âcreté de la bile, dans le foie d'abord, puis dans l'estomac et les intestins. Plusieurs d'entre eux ne firent point justice de cette erreur, qui fut partagée par le plus grand nombre : ils flottèrent long-tems entre une théorie surannée et la vérité. Cependant un rayon lumineux leur apparut : ils ne surent pas en profiter; du moins ils ne voulurent point faire de concessions à leur fausse théorie; ils se contentèrent de suivre leur médecine empirique ; et voyant qu'ils encensaient en vain leurs idoles, ils admirent une espèce de cause occulte. Laissons un instant ces médecins trop classiques; nous aurons occasion de les revoir. Disons seulement que nous considérons depuis long-tems le choléra comme une maladie essentiellement inflammatoire , et rentrons dans des détails qui peuvent ramener à la saine médecine plusieurs de nos honorables onthologistes. Commençons la description de cette cruelle maladie.

CAUSES.

Pour les classer convenablement, nous les distinguerons en deux ordres désignés sous les noms de causes prédisposantes et de causes accasionnelles.

Causes prédisposantes. Ces causes existent dans les sujets mêmes ou dans les circonstances extérieures qui les environnent. Celles du premier genre sont déduites de l'âge, du sexe, du tempérament. Nul doute que la jeunesse, l'âge adulte, les hommes plutôt que les femmes ne soient plus exposés au choléra, comme à toutes les maladies inflammatoires ; cependant il est à observer, qu'en France, cette maladie a sévi avec plus de fréquence chez les jeunes femmes que chez les hommes.

Parmi les causes du choléra, nous ne manquerons pas de compter les passions fortes. Toutes tendent à prédisposer à cette maladie, principalement l'usage trop souvent renouvelé des plaisirs de l'amour ; cet acte, en embrâsant tout notre être, nous met dans une agitation violente qui influe d'une manière toute particulière sur notre économie, et il est encore bien plus redoutable exécuté immédiatement après le repas, ou après avoir pris des liqueurs alcooliques. Nous possédons plusieurs *drôleries* sur cette matière.....

L'ivresse est une des causes du choléra ; la

terreur est une prédisposition des plus puissantes. Ainsi recherchons les choses capables de nous distraire, et d'éloigner de nous ces idées malfaisantes; soyons fermes, et montrons-nous au-dessus de toutes les frivolités qu'on peut dire.

Les personnes qui ont des affections chroniques du tube digestif, ont une imminence plus prochaine pour cette maladie.

La suppression de certaines évacuations, soit naturelles, soit artificielles, comme du flux menstruel, des lochies, des hémorroïdes, d'un cautère ou d'un séton, peut favoriser son développement.

L'usage de certains alimens indigestes ou irritans, tels que les viandes noires, les graisses, les huiles, les œufs de brochet ou de barbeau, les fêves, les ognons, les champignons vénéneux, les melons, les courges, les concombres, les pêches, les prunes, les raisins, les cerises, les gâteaux faits avec beaucoup de beurre, les poissons gras, etc. etc.

De même les vomitifs, les purgatifs les plus légers, administrés intempestivement, peuvent devenir causes prédisposantes.

Quant aux causes prédisposantes qui se déduisent des circonstances extérieures, on sait que les saisons, les climats chauds favorisent cette maladie ; c'est pourqnoi le choléra est endémique dans certaines contrées de l'Inde. Enfin une cause prédisposante qu'on ne saurait oublier, c'est celle qui nait d'un état épidémique existant, comme le prouvent les faits et comme l'ont constaté des observateurs. On doit attribuer ces diverses causes à l'influence des circumfusa ou autres agens qui ont prise sur nous. En effet, il est d'observation que, lorsqu'il règne une épidémie, on peut en être atteint, quelque soit le soin que l'on ait de se séquester des causes auxquelles il serait possible d'en attribuer la naissance.

Le Docteur Schnurrer pense qu'une des causes principales est due à l'influence magnétique de la terre, qu'il désigne par le nom de force tellurique.

Causes occasionnelles. Elles sont en très-grand nombre ; tels sont le passage d'une température à une autre, l'exposition à un air froid, un écart de régime, etc. (la pauvreté est une des causes les plus puissantes). Toutes les causes de maladie, en un mot, seront causes occasionnelles lorsque la prédisposition sera bien établie.

SYMPTOMES.

Nous en formons trois classes bien distinctes qui se rapportent aux trois degrés de cette maladie. Nous ferons cependant remarquer qu'il n'est pas nécessaire que tous les symptômes soient réunis pour admettre un choléra; car au dire de certains médecins, il faut que le sujet soit à l'état de cyanose, encore ne l'admettent-ils pas toujours. Malheureusement nous avons vu plusieurs de nos malades emportés en peu d'heures à la suite de quelques symptômes insignifians, pour avoir retardé l'emploi de moyens qui, certes, auraient arrêté la maladie, « parce que, disait-on, cela n'est » rien; ce ne sont que de légères douleurs de » ventre, » et trois heures après le malade n'était plus.

L'invasion du choléra est souvent brusque et imprévue; souvent aussi elle est annoncée par un certain nombre de symptômes qu'il est du plus grand intérêt de connaître, afin d'employer de suite les moyens capables de la prévenir. Ces symptômes sont très-variés; plusieurs d'entre eux sont communs à d'autres maladies. Cependant, lorsqu'on les observe chez un individu soumis à l'influence épidémique

régnante, et que certaines particularités sem-
blent désigner comme victime future de ce
fléau, on doit redoubler d'attention pour détourner, s'il est possible, l'orage qui se pré-
pare. On se tiendra donc sur ses gardes, si l'on
observe une humeur chagrine et bizarre sans
cause connue, des anxiétés, une céphalalgie,
des étourdissemens subits, de la somnolence,
de la paresse pendant le jour en opposition
avec l'insomnie la plus pénible pendant la nuit,
des désordres plus ou moins profonds de la
respiration, un pouls tantôt fort ou développé,
tantôt petit et concentré, un battement préci-
pité du cœur, de l'aorte, des carotides et des
artères temporales, de petites coliques et un
état de malaise dont on ne peut se rendre
compte, des envies d'aller à la garde-robe,
souvent par des coliques, ou seulement un léger mal de ventre, un sentiment de formication dans les membres, de légers mouvemens
spasmodiques de la face, des crampes assez
fréquentes, des envies de vomir, quelquefois
des vomissemens; tels sont quelques signes
d'un choléra imminent chez plusieurs sujets.
Cette maladie est tellement capricieuse, que
très-souvent, comme nous l'avons déjà dit,
elle vient frapper sa victime au milieu de l'ap-

parence de la plus brillante santé. Viennent ensuite les autres symptômes des trois degrés du choléra que nous allons décrire.

PREMIER DEGRÉ.

Le premier degré s'annonce par un malaise général, maux de tête, le plus souvent des vertiges, des étourdissemens, des douleurs vagues dans la région des reins, inappétence, nausées, quelquefois vomissemens de matières bilieuses ou glaireuses, souvent aqueuses ou blanchâtres avec une grande chaleur et une légère douleur à l'épigastre. Surviennent le plus souvent des flatuosités, des gargouillemens dans le ventre, coliques suivies bientôt d'épreintes et de selles de même nature que les matières vomies; d'autrefois constipation, abattement, quelques fourmillemens dans les extrémités, crampes plus ou moins douloureuses, peau refroidie et moite, soif vive, langue plate, blanche au milieu et légèrement rosée au pourtour, humide ou bien sèche et recouverte d'un enduit un peu jaunâtre, pommettes rouges, yeux plus brillans que de coutume; pouls souvent dans l'état naturel, ou tantôt fréquent, serré, rarement dur, secrétion urinaire peu abondante et d'une odeur peu sensible ; tels sont à peu près les symptômes du premier degré.

DEUXIÈME DEGRÉ.

Les symptômes du second degré sont presque toujours brusques ; cependant ils sont quelquefois précédés de quelques-uns de ceux que nous venons d'énumérer. Ils s'annoncent ainsi : sentiment de courbature générale, abattement profond, frisson, chaleur brûlante à l'épigastre ; la moindre pression sur cette région fait éprouver une vive douleur ; anxiété, tristesse, pressentimens sinistres, crainte de la mort ; le pouls est extrêmement variable, tantôt vif, serré, petit et irrégulier, tantôt à peine sensible au toucher ; efforts pour vomir, le plus souvent vomissemens fréquens et pénibles et des selles sans nombre accompagnées de violentes coliques et d'épreintes continuelles. Les matières vomies sont blanchâtres, sans odeur ni saveur spéciales, ayant l'apparence de l'eau de riz, du petit-lait, d'une teinte quelquefois verdâtre ou bleuâtre ; les déjections alvines sont liquides, et contiennent le plus souvent des flocons blancs semblables aux petits morceaux albumineux qui nagent dans le lait tourné, quelquefois noires et d'une odeur très-fétide, rarement sanguinolentes; la langue est d'un blanc mat, souvent plate, étroite et lancéolée, d'un rouge vif au pourtour et à la pointe, quelquefois sèche, rouge et recouverte d'un enduit jaunâtre; il y a soif ardente, désir immodéré des boissons froides, sensation d'une chaleur vive dans l'arrière-bouche, le trajet de l'œsophage. Au dire des malades, ils éprouvent aussi un sentiment de feu qui brûle l'estomac; la figure exprime la douleur : elle est grippée, d'une couleur bronzée. Le nez et les joues froids, les yeux brillans et entourés d'un cercle noirâtre; il y a prostration extrême, contractions spasmodiques dans les doigts et les orteils, crampes insupportables dans le gras des jambes et des bras; la peau est froide, comme marbrée et couverte d'une sueur visqueuse; le cœur, l'aorte, battent avec fréquence; sentiment d'oppression, respiration gênée, tendance à l'asphyxie et efforts du malade pour porter les mains à sa poitrine, comme pour tâcher d'aider les différens muscles qui servent à l'inspiration et à l'expiration; l'air expiré est légèrement froid et inodore;

la voix est faible et flûtée. Ce symptôme existe presque toujours; on ne saurait en donner qu'une faible idée à ceux qui n'ont pas entendu parler les cholériques : c'est tout-à-fait une voix sépulcrale.

Le ventre est tantôt souple ou ballonné; douleur mordicante à la partie supérieure du duodénum et dans la région du colon; excrétion urinaire presque nulle. Les phénomènes que présente ce second dégré varient à l'infini; d'abord il est extrêmement rare de les rencontrer tous ensemble; et puis nous vous observerons que quelques-uns suffisent pour que la mort se hâte de terminer cette scène de douleur. Ainsi donc, qu'on ne perde point un seul instant; que les médecins physiologistes fassent briller le flambeau de la vérité. Initiés aux mystères, ils sont assurés d'avance d'un plein succès. Qu'ils laissent ramper dans les ténèbres tous ces médecins à bascule. Véritables caméléons, ils se disent tous sauveurs....... ils désirent la croix.... Si les rois ne leur donnent, le grand architecte leur enverra sans doute un ruban...... ils ne seront embarrassés que du choix.

TROISIÈME DEGRÉ.

Ce n'est point une chose mystique, ce n'est pas non plus une hypothèse, une idée purement arbitraire de considérer le choléra-morbus sous trois degrés distincts, c'est l'expérience qui nous a offert ces trois aspects différens. Voici maintenant les symptômes qui caractérisent ce troisième degré : ils sont effrayans, c'est le choléra dans toute sa force; le malade est comme foudroyé; souvent il n'est que la continuation du premier et du second degré; ce qui arrive toujours, si le traitement physiologique a été négligé ou peu employé; quelquefois il arrive spontanément et frappe en peu d'heures les personnes d'une santé florissante. Vous le reconnaîtrez aux indices suivans : facies cadavériques, teinte violette ou bronzée; altération profonde des traits; yeux enfoncés dans leurs orbites, mornes, abattus; pupilles dilatées ou contractées; cercle bleuâtre ou plombé autour des paupières; nez effilé et froid, souvent noir ou d'une couleur lie de vin; lèvres béantes, pâles ou violettes; langue blanche au milieu et offrant ses papilles

en forme de râpe, rougeur au pourtour et à
sa pointe, le plus souvent froide et légèrement
rosée, intérieur de la bouche sec, voix strangulée ou cholérique, hoquet, air expiré froid
et inodore, soif inextinguible, désirs des boissons froides, prostation extrême, sentiment de
suffocation, le stéthoscope fait entendre une
respiration rare, imperceptible, tantôt précipitée, irrégulière; tantôt pénible, suspireuse,
quelquefois un bruit semblable aux cris de la
scie des scieurs de long; chaleur brûlante à
l'épigastre; sensibilité tres-vive en touchant
cette région, envies de vomir, vomissemens
et déjections blanchâtres; quelquefois ces
selles et vomissemens sont continuels, d'autres
fois il n'y en a pas du tout; borborygmes, douleur très-prononcée lorsqu'on touche le trajet
du duodénum, du colon; pouls radial, chez la
plupart imperceptible, nul; les battemens du
cœur, de l'aorte, des corotides se font sentir
avec fréquence, mais mollement; c'est absolument les mêmes pulsations que donne l'as-
phixie. La peau est froide, d'une couleur cyanique, noirâtre ou livide, d'un rouge de
rouille, recouverte d'une sueur visqueuse,
ridée sur les mains et les pieds, faisant éprou-

ver au médecin le même effet que s'il touchait un cadavre ; l'amaigrissement est aussi général et presque instantané. Il y a suppression des urines pendant presque tout le tems de cette cruelle maladie ; contractions spasmodiques ou tétaniques des extrémités avec ou sans crampes ; ces diverses contractions suspendent la respiration, influent d'une manière positive sur le cœur et les artères en enrayant leur mécanisme ; quelquefois la malheureuse victime a les membres rétractés, les doigts crochus, les ongles d'un bleu livide, s'agite, se pelotonne et succombe, la tête renversée, les yeux entr'ouverts, et toujours avec la jouissance de ses facultés intellectuelles. Telle est en peu de mots l'histoire fidelle des trois degrés du terrible fléau qui désole nos contrées.

MARCHE ET TERMINAISON.

Le choléra-morbus n'offre pas toujours une marche régulière, il débute tantôt par des symptômes précurseurs, d'autres fois il est spontané et bientôt il arrive en peu d'heures à son summum d'intensité, ce qui rend en général la durée de la maladie assez peu longue ; car le malade est comme foudroyé ; elle peut dépendre aussi de la mauvaise constitution du sujet, ou de fâcheuses dispositions inhérentes aux malades, ou enfin, d'une méthode vicieuse de traitement qui contrarierait la tendance naturelle à la résolution.

Ainsi la durée de cette affection n'est pas soumise à des règles assez fixes pour qu'on puisse lui assigner des périodes bien déterminées. Cependant, il est bon de dire que cette terrible maladie, abandonnée à elle-même, est constamment mortelle, tandis qu'on peut la guérir parvenue même au dernier degré, en suivant la médication employée.

Quant à sa terminaison, la plus désirable de toutes est, sans contredit, la résolution : c'est vers ce but que le praticien doit diriger tous ses efforts. Elle s'annonce par la diminution progressive des symptômes, et par leur disparition : elle est, jusqu'à un certain point, dépendante des circonstances, au milieu desquelles cette maladie s'est déclarée. Elle se rattache aussi, nous aimons à le répéter, à l'état plus ou moins délabré des forces avant la maladie, à la constitution particulière du sujet, à son âge, et surtout au traitement auquel était soumis le malade ; ce qui donne la plus grande part à la préférence que cette affection paraît prendre pour se terminer d'une manière plutôt que d'une autre. C'est pour cela que sa terminaison par gangrène se remarque plus souvent chez les sujets cacochymes, mal constitués, dont les forces ont été ruinées, ou chez lesquels l'âge ou un traitement mal entendu ont contrarié l'ordre des mouvemens qui pouvaient tendre à la résolution de l'inflammation. Outre les causes de ce genre, il en est une autre que l'on ne saurait oublier, je veux parler de la puissance dont paraît jouir le génie épidémique, quel qu'il soit dans sa nature; car il peut faire prédominer telle terminaison dans le choléra plutôt que telle autre. Quoiqu'il en soit, et de quelque manière qu'on explique la chose, elle n'en est pas moins vraie, et digne 'de la plus grande attention des praticiens qui sont fondés à présumer plus ou moins de leurs efforts, suivant la direction que le mode épidémique a fait prendre à la maladie, et à redoubler de zèle dès le principe pour chercher à prévenir des conséquences fâcheuses, imminentes. Les caractères symptômatiques qui précèdent, ne sont pas les seuls que l'on doive étudier; pour avoir une idée complète du choléra, il faut y joindre encore ceux dont les divers organes offrent les traces. Nous nous en occuperons plus tard, avec les détails né-cessaires, en parcourant successivement l'état dans lequel on trouve ces différens organes.

DIAGNOSTIC.

Après le rapide et triste tableau que nous venons de tracer du choléra, nous allons par-ler de son diagnostic. De même que le diagnos-tic de toutes les maladies, il ne se déduit pas seulement de l'étude des symptômes ; sans doute leur considération importe beaucoup à son exactitude ; mais, avant tout, il est indis-pensable de vous faire observer qu'aucun de ces symptômes n'est assez constant et inva-riable pour qu'il puisse lui servir de base ; nous dirons aussi qu'il est également de la pru-dence et de la véritable philosophie médicale de ne jamais rien conclure sur une seule don-née, sur un simple symptôme. Nous verrons d'ailleurs le degré de confiance, de constance et de certitude de chacun d'eux. Il est donc nécessaire, pour bien déterminer une maladie, de tenir un compte exact de tout ce qui entre dans sa composition : telles sont ses causes, ses symptômes, sa marche, ses terminaisons, ses traces cadavériques. Ce n'est, à la rigueur, qu'après toutes ces données, qu'on parvient à réunir un nombre suffisant de signes diagnostiques certains de la maladie qu'on a sous les yeux. Ainsi, ce n'est que d'après une étude particulière, une soigneuse analyse, qu'on peut se déterminer à prononcer sur sa nature et le traitement par lequel on doit l'attaquer. C'est par une semblable méthode, d'après la considération des causes et des symptômes d'un état morbide existant, qu'on pourra concevoir l'idée de la présence d'un choléra, que la marche ultérieure de la maladie, les traces cadavériques et les succès de traitement dans le cas d'heureuse terminaison rendront de plus en plus manifeste. Or, pour se faire une idée exacte de cette affection, on se rappellera les divers phénomènes morbides qu'elle présente. Dans un pays où cette épidémie ne s'est pas encore montrée, les uns ou les autres, considérés séparément, pourront bien faire soupçonner le choléra, mais jamais en établir l'existence, au lieu que s'ils concourent ensemble en nombre assez considérable, cette maladie devient presque aussi évidente qu'une démonstration.

Concluons donc qu'il est toujours nécessaire de s'environner de toutes les lumières possibles pour ne point s'exposer à errer dans la déterminaison de la nature du choléra. Sans doute, il est des praticiens doués d'une pénétration peu commune, à qui il suffit d'un ou de quelques traits pour reconnaître une maladie ; mais comme le nombre en est très-limité, on ne saurait trop louer les efforts des nombreux observateurs qui s'évertuent à applanir les difficultés du diagnostic des maladies, et surtout de celles qui, comme le choléra, sont si communes et si redoutables. Pauvre France ! après le choléra, les émeutes. Tristes calamités ! il ne te manque plus que des Russes et des Bédouins ou autres gens de cette espèce !

PRONOSTIC.

On doit pressentir que le pronostic d'une maladie aussi terrible et aussi souvent rebelle à nos moyens curatifs, ne peut qu'être plus ou moins fâcheux. Rentrons dans les considérations générales auxquelles nous venons de nous livrer au sujet du diagnostic, et répétons qu'on ne se fait pas une idée trop exacte de ce qu'est le pronostic des maladies. Trop pénétré de l'opinion qu'il n'est qu'une sorte de divination ou de préjugé sur l'état futur des maladies, on ne peut guère l'établir d'une manière quelconque, que d'après les données qu'on tire de la situation actuelle de la maladie, sans prendre garde que l'étude des causes et de l'état intérieur du malade doit concourir, avec toutes celles qui nous viennent d'ailleurs, de la comparaison et de l'analogie que nous établissons entre la maladie que nous traitons et celles qui peuvent lui ressembler, dont nous avons pu apprécier par nous-mêmes les événemens successifs et les résultats définitifs. D'après cela, on voit combien l'art du pronostic est difficile, et suppose de sagacité, de lumières de la part du praticien, surtout en ajoutant qu'il est nécessaire de joindre à toutes les connaissances déjà mentionnées, une foule d'autres dépendantes des modifications déterminées par l'âge, le sexe et toutes les circonstances intérieures ou étrangères au sujet de la maladie. C'est pour toutes ces raisons qu'il est difficile de bien pronostiquer, et que ceux qui ont cet inappréciable avantage, qu'ils doivent moins à une

vertu naturelle qu'à leurs nombreuses observations et à la rectitude de leurs jugemens,
sont si peu nombreux et si estimés. La science
du pronostic ne met pas seulement l'art à cou-
vert des reproches qu'on pourrait lui adresser,
en l'accusant des fâcheuses conséquences que
peuvent avoir les maladies; elle ne lui donne
pas non plus un vain éclat, en prouvant qu'il
peut pénétrer dans les mystères de l'avenir;
mais elle le rend surtout utile, en lui fournis-
sant tous les moyens de se prémunir contre les
événemens qu'on a prévus, et de prendre de
bonne heure ses mesures pour les détourner,
ou mieux, enfin, pour en triompher. Appli-
quant ces réflexions générales avec les particularités du pronostic du choléra, nous savons
que lorsque cette maladie est peu avancée,
qu'elle procède sans trop d'intensité, elle se
termine aisément par résolution, pourvu qu'on
seconde cette terminaison par les moyens que
l'art met entre nos mains; mais si la maladie est déjà très-avancée, le pronostic, quoi-
que beaucoup moins favorable, n'est pas encore désespéré, seulement il nous montre la
nécessité de mettre en action toutes nos ressources, sous peine de voir la mort trancher

les jours du patient. Pour plus de clarté, nous allons exposer les différens symptômes funestes et favorables.

Les symptômes funestes sont, 1° les vomissemens cholériques répétés ; ils sont insupportables, terribles, mortifères.

2° Les diarrhées cholériques abondantes affaiblissent et épuisent le malade ; aussi elles tuent proprement. J'ai vu plusieurs sujets emportés, dans l'espace de quelques heures, par cette terrible diarrhée.

3° Le froid des extrémités, de l'air expiré, de la langue, la soif extrême, la tendance à se découvrir, l'altération profonde des traits et de la voix, sont aussi d'un mauvais augure.

4° La cessation ou l'extinction du pouls est un signe très-fâcheux ; quelques personnes le prennent pour un signe de faiblesse : dès-lors ingétion de toutes les substances imaginables ; vin vieux, punch, quinquina, éther, acétate ammoniacal, vésicatoires sur la peau, le camphre, etc. Quant à nous, et nous le dirons avec franchise, le plus souvent nous avons vu le pouls se relever par la saignée pratiquée de suite ; quoique le sang sorti fût peu fluide,

ayant l'apparence de la gelée de groseilles;
d'autres fois (il est vrai que nous n'avons pas
eu de sang) nous faisions appliquer des sangsues à l'épigastre, à l'instant même où nous
nous hâtions de ramener par tous les moyens
possibles la calorification.

5° Les crampes, les contractions tétaniques
des extrémités supérieures et inférieures, la
peau noire, brune, livide, cyanique, carbon-
née, sont de terribles symptômes; ils sont effrayans et capables d'ébranler la force morale
de beaucoup de personnes, aussi sont-ils le
plus souvent suivis de la mort; une douleur
vive et continuelle à l'épigastre, mordicante à
l'intérieur de l'estomac et des intestins, l'absence des urines, une anxiété extrême, sont
autant de symptômes néfastes.

« Les symptômes favorables sont ceux-ci : à
l'instant de la prostation, le pouls radial petit et
fréquent, la netteté des idées, l'aspect presque
naturel de la face, le peu d'altération de la
voix, déjection de quelques urines, peu de
selles et de vomissemens, la modération des
crampes et de l'anxiété.

Lorsque, dans la réaction, la peau est d'une
chaleur douce, et qu'une sueur chaude et

abondante apparaît, c'est un signe favorable, surtout s'il se joint la présence des urines, et si les selles blanchâtres se changent en selles verdâtres.

Le retour de la voix, à son timbre normal, est un bon signe.

Du reste, l'absence d'un ou de plusieurs signes fâcheux est regardée comme de bon augure.

Les différentes circonstances dépendantes de l'âge, des forces du malade, de son tempérament, de son sexe, influent sur le pronostic à porter. Nul doute, par exemple, qu'il n'y ait infiniment plus de chances de résolution de cette affection chez un sujet dont la constitution s'est prêtée à cette maladie vierge encore, pour ainsi dire, de toute atteinte profonde, que chez celui dans lequel elle avait été affaiblie, détériorée par des excès ou des phlegmasies antérieures ; que l'on ait plus de facilité à guérir un adulte qu'un vieillard ou un enfant ; que l'on ait enfin beaucoup plus à redouter les effets d'un choléra qui s'est développé sur un individu d'un tempérament lymphatique et plein de mauvais sucs, que sur un autre dont les liquides et les fluides sont tout-à-fait bien proportionnés. Vous voyez qu'avant de porter un pronostic, il faut prendre les précautions nécessaires pour pouvoir apprécier l'ensemble de toutes ces causes susceptibles de le modifier. C'est cette nouvelle source de difficultés qui contribue à appuyer ce que nous avons dit au sujet de la rareté de ceux qui excellent dans le pronostic, et de la nécessité de se munir de toutes les ressources qui peuvent en assurer le résultat et tenir le médecin à l'abri de tout reproche de charlatanisme.

ALTÉRATIONS CADAVÉRIQUES.

L'autopsie cadavérique des sujets morts du choléra, nous fait voir que cette maladie est inflammatoire. Cette vérité désormais incontestable sera toujours prouvée dès l'instant qu'on voudra bien faire l'ouverture d'une ou de plusieurs victimes de cette affection. Fidèle au plan que nous nous sommes tracé, nous allons donner quelques idées générales sur les diverses espèces de lésions cadavériques.

Nous ferons observer d'abord que les cadavres des cholériques sont dans un état de contraction tel, qu'il faut une grande force pour redresser les extrémités ; les muscles sont tantôt appauvris, tantôt dans leur état normal.

1° Tête : les méninges presque toujours injectées; sinus souvent remplis d'un sang noir comme de l'encre.

2° La substance du cerveau est parfois consistante, d'autrefois mollasse; dans les ventricules, il y a peu ou presque point de liquide ou de sérosité.

3° La pie-mère injectée.

4° La moelle épinière est aussi consistante que dans l'état normal; les vaisseaux en sont ordinairement variqueux et remplis d'un sang noir et épais; la membrane du pharynx et le voile du palais sont d'ordinaire d'un rouge assez foncé; les veines sont injectées, les glandes de cette membrâne tuméfiées.

5° L'œsophage est pâle le plus souvent : nous avons trouvé le larynx et la trachée artère dans le même état.

6° Les poumons sont comprimés; leur parenchyme d'un rouge de rose; ils sont la plupart vides de sang, mais leurs vaisseaux sont remplis d'un sang très-noir.

7° Le cœur est souvent engorgé, d'un sang

très-peu fluide ; ses parois sont plus épaisses que de coutume ; les veines de cette organe sont pleines de sang ainsi que sa substance.

8° L'aorte, la veine pulmonaire, les veines caves et les oreillettes sont toujours remplies d'un sang noir coagulé ; il n'existe pas de phlegmasie dans les membranes internes du cœur et des gros vaisseaux.

9° Le péritoine présente en général une couleur légèrement rosée.

10° Le foie varie souvent de couleur ; ses vaisseaux sont toujours gorgés d'un sang noir ; la vésicule du fiel est souvent distendue par la bile, qui est brune et visqueuse.

11° La rate n'offre rien de remarquable.

12° L'estomac est tantôt brûnâtre, tantôt rougeâtre ; ses vaisseaux sont ordinairement injectés ; sa membrane muqueuse offre des plaques rougeâtres, circonscrites, d'autrefois elle est ramollie et diffluente.

Nous avons rencontré souvent aussi l'inflammation de la membrane muqueuse du duodénum.

Les intestins grêles dans la plupart des cas, sont injectés et tapissés dans leur membrane interne de granulations méliaires.

Nous avons toujours trouvé de grands ravages dans les gros intestins, particulièrement dans le trajet du colon; sa membrane muqueuse était presque toujours couverte par des ulcérations et des plaques gangrenées. Lorsqu'on y pratiquait une incision, il s'en écoulait un liquide sanieux, trouble, d'un gris verdâtre, et d'une fétidité vraiment insupportable. On trouve dans le tube digestif des liquides qui ressemblent parfaitement à ceux qui sont rendus par les vomissemens et les selles.

Les reins rétrécis, contractés, atrophiés, secs.

La vessie rétractée et presque toujours vide.

Les nerfs vagues et le grand symphatique sont peu altérés; cependant, on observe que le tissu cellulaire qui entoure leur névrilemme, et le névrilemme lui-même, sont souvent injectés.

Tels sont les détails d'anatomie pathologique les plus généraux qu'on puisse fournir sur le choléra-morbus; ils prouvent combien cette science nous est d'un secours avantageux, inappréciable, combien elle peut nous faire éviter d'erreurs, car elle est la base des connaissances positives en médecine; ce qui fait qu'on ne doit jamais la perdre dè vue dans les recherches étiologiques, sous peine de poursuivre des chimères et de se créer des fantômes pour les combattre.

TRAITEMENT.

Les remèdes les plus divers ont été mis en usage contre le choléra-morbus; tels sont le calomel, l'ipécacuanha, l'opium, le musc, l'acétate de morphine, le castoréum, la serpentaire, l'huile de mélisse, de camomille et de menthe, le laudanum, le bismuth, la liqueur anodine d'Hoffmann, l'infusion de cannelle, l'infusion de menthe, l'infusion de camomille, le thé brûlant, le punch au rhum, l'eau-de-vie chaude sucrée, le vin chaud sucré et aromatisé, la potion anti-émétique de rivière, le tartrate antimonié de potasse, la teinture d'absynthe, la teinture de musc, la teinture de castoréum, le quinquina, le sulfate de quinine, l'acide hydrocyanique, la thridace, le laurus cerasus, le charbon, la glace; on a fait aussi respirer le chlore au moyen de l'appareil de Richard; on a appliqué des vésicatoires à l'épigastre, le long de la colonne vertébrale; on a fait prendre des bains chauds; on a mis des

sinapismes partout; on a flagellé avec des or-
ties et des branches de groseillers; on a appliqué des sangsues et fait des saignées, etc. etc.
Il existe encore une foule de moyens employés
dont nous nous abstiendrons de parler. Il serait trop long d'entrer dans des détails sur tous
les moyens burlesques que la crédulité et
l'ignorance ont consacrés à la guérison de cette
maladie.

Parlons maintenant de la médication qui
nous a paru la plus convenable. Nous divise-
rons le traitement du choléra en hygiénique
et en thérapeutique; et afin de procéder mé-
thodiquement dans son exposition, nous le
considèrerons dans les divers degrés de cette
maladie, et comme propre à remédier à l'état
local et à l'état général.

Parmi les moyens prophylactiques qui con-
viennent le mieux pour prévenir ou retarder
les funestes effets de cette terrible maladie, on
peut principalement compter sur l'efficacité
des bons alimens pris avec modération, et
choisis parmi les substances animales, riches
en matières nutritives et faciles à digérer; tels
sont les rôtis de poulet, de chapon, de veau,
de dinde, de perdrix, de caille, de pigeon;
le pain frais et bien cuit, le riz au lait, au

bouillon, la semoule, les œufs frais à la coque, au plat, au beurre; les biscuits bien cuits, l'eau clarifiée, et surtout le bon vin vieux. S'abstenir le plus possible de légumes secs, de salades, de toute espèce de ragoûts apprêtés, de viandes de porc, de pâtisseries, de viandes passées, de haricots, de fruits en général, de poissons, de sauces, de poireaux, de pommes de terre germées, etc. etc. On sent combien il serait fastidieux d'énumérer toutes les substances dont on doit faire usage ou abstinence avant, pendant et après la maladie. Au reste, le médecin doit toujours étudier avec l'attention la plus scrupuleuse l'état actuel des organes digestifs, et se comporter en conséquence.

On devra éviter, autant que possible, le refroidissement. Ainsi, vous, petits êtres charmans, timides, délicats et frileux, préservez-vous de l'air humide; que le manteau, le boa vous accompagnent dans vos brillantes soirées, et surtout ne les oubliez pas dans vos promenades du soir. On vous en prie, couvrez-vous bien, afin de vous garantir du froid et des émanations qui pourraient vous faire courir des chances périlleuses.

Nous recommandons les bains, les bons vêtemens, et spécialement l'usage habituel et immédiat de la flanelle, les promenades, dans la belle saison, à la campagne, où l'on respire un air pur, dont l'influence bienfaisante agit d'une manière certaine sur notre physique, je dis plus, sur notre moral. Nous citerons, comme très-favorables, les voyages, l'équitation, la chasse, la danse, puissante ressource qui atteste chaque jour un nouveau succès, mais qui doit être modifiée selon la force des individus.

Soyons propres ; calmons nos passions ; point de colère ; éloignons nos chagrins, surtout point de haine, de désirs luxurieux, et évitons le plus que nous pourrons les rapports sexuels.

Vous aurez soin d'ouvrir les croisées de votre appartement ou de votre chambre dès l'instant qu'il fera beau tems. Fermez-les bien vîte aussitôt que la pluie tombera ; alimentez un feu léger et continuel ; placez, par précaution, du chlore dans le lieu que vous habitez, surtout en petite quantité ; ne faites pas comme un certain ministre qui en mit partout, brûla tout, voire même ses habits ; et à force de vouloir désinfecter l'air, finit par s'infecter lui-même ; rejetez avec soin le camphre, le vinaigre et autres médicamens que des gens peu consciencieux peuvent vous faire acheter; en un mot, ne vous servez pas de ces remèdes anti-cholériques.

Il n'est peut-être pas hors de propos d'indiquer ici, pour la satisfaction de beaucoup de personnes, qu'on obtient le chlore en mettant ensemble dans un matras un mélange de quatre parties de sel marin et d'une partie d'oxyde de manganèse; on ajoute ensuite un mélange formé d'acide sulfurique à 66 degrés, quatre parties, et deux parties d'eau; on le porte à un degré de chaleur convenable pour dégager le chlore. Comme ce moyen peut occasionner l'irritation de la membrane bronchique, et ne peut être employé que par les personnes de l'art, nous engageons les familles prudentes à ne pas s'en servir, et à recourir seulement au chlorure de chaux. La manière de l'employer est bien simple ; il suffit d'en mettre une cuillerée dans un vase, avec une quantité d'eau proportionnée, ayant soin de le renouveler matin et soir. On peut aussi faire dissoudre une certaine quantité de chlorure, et en arroser les appartemens plusieurs fois dans la journée, et en peu de tems les miasmes délétères se trouvent neutralisés. Voici comment : Vous saurez que le chlore est très-avide d'hydrogène; il l'enlève à tous les corps organiques, parce qu'il a beaucoup plus d'affinité pour l'hydrogène que ces substances. Ainsi, dès que vous mettrez en contact du chlore avec des miasmes, ou n'importe quelles espèces d'émanations odorantes, vous devez être certain que le chlore s'emparé de leur hydrogène pour former de l'acide hydro-chlorique; et dès-lors les proportions voulues pour constituer l'émanation ou la fétidité, n'existent plus.

On n'oubliera pas non plus le traitement moral. Ceux qui entourent le malade doivent exciter, relever son courage, écarter de son esprit tout sujet d'affliction, exciter son amour-propre, le stimuler à chaque instant. Tous ces moyens combinés sont quelquefois suivis des résultats les plus heureux.

Le moyen thérapeutiqne le plus convenable requiert l'emploi le plus étendu du traitement anti-phlogistique : le raisonnement et l'observation cliniques nous l'apprennent tous les jours, et nous démontrent les dangers de cette polypharmacie routinière qui oppose un remède à chaque symptôme, sans s'attacher à la lésion principale qu'elle laisse aggraver.

Dès le début, les saignées répétées et abondantes peuvent seules faire avorter le choléra commençant. Ne perdons point de vue qu'il est ici question de son état de simplicité, et faisons sentir la nécessité de prévenir une trop grande généralité de notre opinion sur ce sujet, en observant que quelquefois des circonstances relatives à l'âge, au sexe, au tempérament, à l'état des forces, obligent à se modérer dans l'emploi des saignées. Nous invitons cependant à y recourir dans tous les cas presque sans exception. Quelques sangsues, la diète, de l'eau froide, un peu d'eau de riz, forment la base de ce traitement. Si cette maladie arrive promptement aux premier et deuxième degrés, voici ce qu'il vous conviendra de faire : le sujet éprouve-t-il un malaise général, des maux de tête, des douleurs vagues dans la région des reins, des nausées, des vomissemens de matières bilieuses ou blanchâtres, avec chaleur légère et douleur a l'épigastre? survient-il des borborygmes, des coliques suivies de selles diarrhéiques, quelques fourmillemens dans les extrémités, crampes plus ou moins douloureuses, peau refroidie et moite, soif vive, langue plate légèrement rosée au pourtour, humide ou bien sèche, yeux plus brillans que de coutume ; pouls dans l'état naturel ou quelquefois petit, fréquent ; urine peu abondante, etc.? faites placer de suite votre malade dans un lit bien chaud; qu'on lui mette quelques briques brûlantes auprès des pieds; entretenez la chaleur le plus que vous pourrez; faites, après cela, une large saignée; appliquez de suite de quinze à vingt sangsues à l'épigastre et autant à l'anus; faites bien couler le sang, afin d'obtenir une déplétion prompte et efficace. Ne craignez pas de faire trop couler la piqûre des sangsues; faites-y bien attention vous avez à faire à une maladie essentiellement inflammatoire. Ne négligez donc pas ces moyens héroïques; revenez à l'application de ces mêmes moyens, toutes les fois que vous le jugerez nécessaire, en vous rattachant toujours, comme il a été dit plus haut, à la constitution du sujet, son âge, son sexe, etc.

La diète est d'une absolue nécessité. Pour boissons, de l'eau la plus froide possible; donnez de la glace, si vous en avez. Vous n'oublierez pas non plus l'application des cataplasmes à la farine de graine de lin, ou des fomentations émollientes. Ces applications sont toujours utiles.

Lorsque vous aurez à combattre la maladie

arrivée à son plus haut degré, c'est-à-dire si les extrémités sont froides, si le pouls n'existe pas; enfin, si vous rencontrez les divers symptômes décrits aux différens degrés, enveloppez aussitôt votre sujet dans une couverture de laine bien chaude; remettez sur lui une seconde, même une troisième couverture. Passez souvent la bassinoire sur ces dernières; recouvrez les jambes et les bras de cataplasmes chauds, ou de flanelle que vous aurez trempée dans l'eau de guimauve en ébullition; placez près de lui des bouteilles de grès remplies d'eau bouillante; renouvelez-les de tems en tems; par ce moyen vous obtenez une espèce de bain de vapeur qui contribue énergiquement à rappeler la calorification. Découvrez-le le moins possible; évitez surtout de frictionner le corps, les extrémités, de peur d'enrayer les effets de la réaction.

Il vous arrivera souvent de ne pas obtenir de sang par la saignée; faites des applications de sangsues plus nombreuses que dans les cas précédens; quarante à cinquante ne sont certainement pas trop pour les adultes.

Nous vous observerons que dans plusieurs circonstances semblables, nous nous sommes

parfaitement trouvé d'une application de vingt
à vingt-cinq sangsues, que nous renouvelions
à mesure qu'elles tombaient; de cette manière
nous avions un écoulement sanguin permanent
qui nous a donné des résultats réellement sur-
prenans.

L'eau froide pure est la seule boisson que
puisse supporter le malade; il éprouve aussi
un bien-être infini lorsqu'on lui fait avaler de
petits morceaux de glace, moyens héroïques
que rien ne peut remplacer.

Les cataplasmes, les fomentations émollientes sur l'épigastre et sur le ventre; les la-
vemens faits avec la racine de guimauve et
l'amidon, la diète la plus absolue, sont autant
de moyens dont l'emploi le plus rigoureux est
indispensable.

Telle est la médication que nous avons employée sur plus de 8oo cholériques. Les résultats sont des plus avantageux, puisque nous
avons perdu au plus un individu sur quarante.
Si parfois nous n'avons pas été aussi heureux,
c'est par la négligence coupable de ceux qui
entouraient le malade.

La convalescence mérite la plus grande attention de la part du médecin et des personnes

intéressées. Ainsi, ne vous éloignez jamais des moyens hygiéniques que ce premier vous commande, car les rechutes sont presque toujours funestes. Nous avons vu périr plusieurs sujets, pour avoir dévié de ces principes.

Nous terminons notre travail par quelques observations, nous réservant toutefois, pour plus tard, la publication de deux cents autres, avec des notes plus amplement détaillées. Puisse-t-il remplir les vœux du médecin philantrope !

PREMIERE OBSERVATION.

Jean Beaufumé, âgé de 37 ans, compagnon de rivière, d'une forte constitution, éprouve quelques douleurs de ventre à la suite de son travail sur l'eau : il dit n'y pas faire attention ; cependant, de retour chez lui, il s'empresse au plus vîte d'en faire part à sa femme ; sa bonne femme, qui l'aimait beaucoup lui fait, de suite, du vin chaud sucré ; il en but un demi-litre, et ses douleurs parurent céder. Il passe la nuit assez tranquillement ; mais quel est son étonnement, quand le lendemain matin les douleurs reviennent de plus belles ! Il se tonifie de nouveau, et part bientôt pour conduire son train à Paris. A peine est-il sur l'eau,

qu'il éprouve quelques envies de vomir ; cela
lui paraît *très-drôle* ; bientôt des coliques surviennent, et il va souvent à la selle ; dès-lors
il commence à s'inquiéter. Cette fois il ne boit
plus de vin, mais de l'eau en quantité ; il quitte
son ouvrage, et revient à son domicile ; on lui
fait appliquer 3o sangsues à l'anus, de l'eau de
riz pour boisson, et un cataplasme émollient
sur le ventre. Il se trouve fort bien le lendemain et jours suivans ; il continue donc de
manger, malgré la défense de mon père. Mais
qu'advient-il ? une certaine nuit je suis éveillé
par les cris perçans de sa malheureuse femme.
« Eh ! mon cher Monsieur, venez bien vîte ;
» mon pauvre homme ne fait que vomir et
» aller à la selle. » Je m'empresse de me rendre
auprès de lui. Voici dans quel état je le trouve :
visage triste, froid, lèvres froides et bleues ;
tout le corps froid et bleuâtre ; la langue plate,
froide, sèche, légèrement rosée à la pointe et
au pourtour ; soif ardente, désir de boire froid,
voix cholérique, respiration précipitée, oppression excessive à la partie inférieure de la
poitrine ; le cœur bat lentement, les carotides,
l'aorte de même ; l'épigastre est plus chaud et
légèrement sensible au toucher, tandis que le

malade dit éprouver des douleurs très-vives à l'intérieur de l'estomac ; l'abdomen est souple et très-douloureux à la plus petite pression.

Les extrémités sont d'un froid glacial ; crampes aux jambes et aux bras, pouls nul.

Avant mon arrivée, ce malade avait vomi six fois, et depuis environ une demi-heure les vomissemens avaient cessé ; il conserve seulement quelques envies de vomir ; les matières vomies sont blanchâtres, floconneuses, sans aucune odeur ni saveur spéciales ; il avait été une trentaine de fois à la selle, dans l'espace d'une heure ; les matières rendues ressemblent à une décoction d'eau de riz.

On l'avait enveloppé d'une double couverture de laine ; j'en remets une troisième ; je place autour du corps force bouteilles de terre remplies d'eau bouillante, tandis qu'on promène avec constance une bassinoire sur les couvertures.

Voyant qu'après plusieurs piqûres il m'est impossible d'avoir du sang au bras, j'applique de suite trente sangsues à l'épigastre et trente autres sur l'abdomen : elles prennent avec lenteur, et tombent peu de tems après. Le sang qui s'écoule est noir et se coagule très-promptement. Nouvelle application de 5o sangsues ; à leur chute le sang coule en plus grande quantité ; je mets un cataplasme qui couvre tout le ventre ; je fais prendre de l'eau froide pour boisson (je n'avais pas de glace) ; les symptômes sont à peu de choses près les mêmes ; cependant une légère chaleur se fait sentir sur la poitrine et l'épigastre ; deux heures après une amélioration sensible s'annonce ; les crampes sont moins fréquentes, l'entendement est bon ; la soif très-vive ; la pression de l'épigastre et du bas-ventre est très sensible. Je renouvelle le cataplasme ; le pouls est toujours nul, la figure froide, la langue est moins sèche, les papilles se trouvent relevées en forme de râpe ; le cœur, l'aorte, les carotides battent avec plus de force, mais mollement ; pas d'urine.

Dans le courant de la journée, je revois mon malade ; la chaleur a reparu sur tout le corps ; une sueur visqueuse le recouvre ; le pouls est revenu, mais très-peu perceptible ; la face, les extrémités supérieures et inférieures conservent leur froideur ; il y a de tems à autre des contractions assez fortes ; il va plusieurs fois à la selle ; les matières portent le cachet cholérique. Je fais remettre d'autres bouteilles autour du corps, j'applique sur le ventre un cataplasme bien chaud ; les extrémi_ tés supérieures sont enveloppées de flanelle trempée dans la décoction de racine de guimauve bouillante ; je donne de l'eau froide pour boisson. Le soir, les symptômes ont diminué ; mais comme le malade va souvent à la selle, je fais réappliquer trente sangsues à l'anus, et j'ordonne un quart de lavement amylacé.

Le lendemain, troisième jour de maladie, les crampes ont disparu ; la face est moins triste et peu froide ; la langue est plate, blanchâtre au milieu, et très-rouge à sa pointe et ses bords ; soif ardente ; voix cholérique ; respiration plus libre, le ventre, légèrement distendu par des gaz, est très-douloureux à la pression ; le pouls reparaît. Même boisson ; deux quarts de lavement dans la journée ; vingt-cinq sangsues sur le bas-ventre, et cataplasme à la chûte des sangsues.

Le quatrième, plus de crampes ; chaleur à la face et sur tout le corps ; sueurs assez abondantes ; langue humide et blanchâtre, moins rouge sur les bords et à la pointe ; voix moins flûtée, soif modérée, pouls petit, peu de fréquence, extrémités chaudes et sèches ; douleur assez vive dans le bas-ventre ; cinq selles depuis hier ; quinze sangsues à l'anus ; quart de lavement amylacé dans le courant du jour ; cataplasme sur le ventre (eau de riz, diète.)

Le cinquième, les symptômes cholériques ont presque disparu ; le visage n'exprime plus cette tristesse accoutumée ; tous les autres symptômes s'améliorent sensiblement ; le malade urine, mais très-peu ; il reste de la soif, un peu de fréquence dans le pouls, de la chaleur à l'épigastre et au ventre ; trois selles, plus de diarrhée cholérique ; les matières rendues sont verdâtres (diète, eau de riz), deux quarts de lavement dans le courant du jour ; cataplasme émollient.

Le sixième et le septième, le mieux va toujours croissant ; le huitième, la convalescence se confirme (lait coupé avec de l'eau d'orge) : le neuvième, quelques cuillerées de crême de riz, un peu de gelée de groseille sur la pointe d'un couteau ; les dix, onze et douzième, on augmente graduellement ces alimens ; enfin, le vingtième jour, ce malade se trouve tout-à-fait guéri. Je lui recommande la promenade plusieurs fois par jour.

DEUXIEME OBSERVATION.

Le sieur Colin, chef terrassier, âgé de 28 ans, sujet fort bien constitué, d'un physique très-agréable, entretenait, depuis une huitaine de jours, un dévoiement fort incommode; cependant il continue de travailler, comme à l'ordinaire, au creusement du canal du Nivernais. Un matin, au moment où il va reprendre son travail de la journée, il se sent frappé d'une espèce d'atonie musculaire, de pesanteur insolite, malaise, céphalalgie, coliques, etc.; il lui est impossible de continuer son ouvrage. De retour chez lui, son état morbide augmente; de fortes douleurs épigastriques surviennent instantanément; les coliques, de rares et légères qu'elles étaient, deviennent fréquentes et douloureuses : il y a cordialgie, nausées; le malade éprouve des envies pressantes d'aller à la selle; diarrhée. Ce n'est plus ici ce léger dévoiement, c'est cette diarrhée cholérique meurtrière qui a fait tant de victimes; 30 à 40 selles ont lieu dans l'espace d'une heure; les matières rendues sont blanchâtres et floconneuses. Il y a abattement profond, tendance au refroidissement, crampes aux extrémités inférieures; la peau est humide, le ventre brûlant et déprimé; une douleur pun-gitive se fait sentir dans la région du colon; les pulsations de l'aorte sont très-sensibles au tou-cher; la face paraît être en quelque sorte un miroir mobile où viennent se réfléchir toutes les souffrances qui minent ce malheureux : elle est grippée d'un rouge terne, les yeux brillans et enfoncés dans leurs orbites, sont entourés d'un cercle cyanique très-apparent; la voix est faible, sifflée ou strangulée, la langue sèche, rouge au pourtour, blanchâtre au milieu.

Le malade boit avidement l'eau froide que je lui donne; le pouls est petit et très-vacillant.

Je lui fais une large saignée; le sang, quoi-que peu fluide, sort avec abondance. Des bou-teilles remplies d'eau bouillante sont placées près de lui. Je lui prescris une forte application de sangsues à l'anus, qu'on n'exécute point. L'individu se fait r'ouvrir deux fois la veine dans le courant du jour; le lendemain il est convalescent.

N. B. Si je relate ici cette observation dont les résultats sont si extraordinaires, c'est seulement pour la rareté du fait, et pour montrer aussi la puissance d'une constitution sanguine bien établie.

TROISIEME OBSERVATION.

M. Pommier, maître bottier, âgé de 36 ans, d'une constitution délicate, est atteint d'un léger dévoiement à la suite d'un voyage à Cla_mecy. Il a, comme tant d'autres, l'imprudence de n'y pas faire attention, en disant : C'est la *cholérine;* dénomination impropre du pre_mier degré cholérique, que l'on considérait comme fort peu dangereux, et qui a conduit tant de monde au tombeau.

C'est ainsi que nous avons vu mourir une jeune veuve fort intéressante, fort riche, ma_dame R., qui ayant négligé un dévoiement qu'elle portait depuis huit jours, est devenu diarrhée cholérique si abondante, que tous les secours de l'art ont échoué. Cette char_mante personne jouait avec sa maladie. Le matin, jour de sa mort, elle avait eu l'extrême bonté d'appliquer elle-même des sangsues que j'avais ordonnées à une de ses voisines. Cette victime, que la mort aurait dû respecter, a été vue par le docteur Boudard, un autre mé_decin, mon père (1) et moi.

______

(1) Bard-Sembert a employé la médication anti-

Revenons à notre malade. Il conserve donc son dévoiement pendant six jours, mais le septième, il ne peut tenir à une diarrhée insupportable ; il m'envoie chercher. Voici quels sont les symptômes qui se présentent : affaiblissement général, figure maigrie, nez froid, yeux effrayés, voix cholérique, respiration difficile, anxiété, langue jaunâtre, rouge à la pointe, soif vive, pouls à peine sensible, froideur aux extrémités supérieures et inférieures ; sentiment de formication aux bras et aux jambes ; bas-ventre refoulé vers la colonne vertebrale, très-sensible à la pression ; borborygmes ; chaleur mordicante à l'intérieur des intestins. Comme ce malade a horreur de la saignée, 25 sangsues sur le bas-ventre et 35 autres à l'anus ; cataplasme sur le ventre à la chute des sangsues ; bouteilles remplies d'eau bouillante autour du corps ; quart de lavement amylacé ; glace qu'on lui fait avaler par petits

---

phlogistique avec un succès étonnant. C'est par ce précieux moyen que j'ai fait cesser chez lui une diarrhée très-inquiétante qu'il avait contractée à la suite de fatigues et de nombreuses visites près des cholériques.

morceaux. Le soir, comme il existe quelques nausées, j'applique 30 sangsues à l'épigastre. Continuation des mêmes prescriptions.

Le lendemain, deuxième jour, ou je suis appelé ; les symptômes sont un peu diminués ; cependant le malade continue souvent d'aller à la selle (diète, limonade glacée), cataplasme sur le ventre, quart de lavement amylacé. À midi, même état ; sur le soir, douleur assez vive à l'épigastre ; nausées. Je supprime la limonade, qui est remplacée par une nouvelle ingétion dans l'estomac de petits morceaux de glace. (15 sangsues sur l'épigastre, cataplasme à la chute de celles-ci.)

Le troisième jour il existait une chaleur douce et une sueur abondante sur toute la périphérie du corps. Plus de formications dans les membres, pouls petit, soif modérée, langue blanche et un peu rouge à la pointe ; douleur dans le trajet du colon, très-sensible au toucher ; éjection d'une urine trouble et briquetée ; quatre selles d'un blanc de lait. (Diète.) 15 sangsues à l'anus, eau de riz gommée, cataplasme sur le ventre, deux quarts de lavement.

Les quatre et cinquième jours la voix est

revenue à son timbre normal; pouls un peu fréquent; diminution de tous les symptômes cholériques; (diète) eau de riz gommée, cataplasme sur le ventre, un quart de lavement. Comme le malade va beaucoup mieux le six et le septième, je lui permets un peu de lait coupé avec de l'eau d'orge.

Le lendemain, je donne un œuf au bain Marie, et successivement je lui accorde quelques légers alimens que je crois convenables, et peu de tems après il est bien rétabli.

N. B. J'insiste toujours, afin qu'on ne donne jamais de bouillon gras au commencement de la convalescence; car le plus souvent j'ai remarqué qu'il renouvelait la diarrhée cholérique.

QUATRIEME OBSERVATION.

M. S. D., propriétaire, âgé de 49 ans, ayant les cheveux châtains, la peau blanche, le teint ordinairement très-coloré, les muscles fermes, le dos un peu courbé, vif, sensible et doué d'un appareil sanguin très-énergique, porte un dévoiement depuis plus de quinze jours. Les personnes qui l'entourent me disent qu'il a employé les toniques avec peu de ménage-

ment. L'état dans lequel je le trouve est des
plus alarmans ; il y a vomissemens pénibles et
douloureux avec contorsions horribles, absence de calorique sur tout le corps, pouls
nul. Je saisis l'intermittence des vomissemens
pour lui adresser quelques questions, auxquelles il a beaucoup de peine à répondre, tant
sa voix est faible et soufflée. Déjà l'impitoyable
choléra avait imprimé son sceau meurtrier sur
la physionomie de ce malheureux ; ses yeux
hagards fuient dans leur orbite ; un cercle cyanique entoure les cavités ; tous les traits du visage expriment la plus vive douleur ; une
sueur froide, visqueuse, odorante, découle
de son front abattu ; le ventre est distendu par
des gaz ; borborygmes très-sonores, coliques
très-fortes ; on entend un léger bruissement
vers le cœur ; la respiration ne se fait que très-
difficilement.

Je pratique une large ouverture à la mé-
diane ; le peu de sang qui s'est écoulé est noir
et limoneux. On entoure ce moribond de couvertures bien chaudes ; on place autour de lui
des bouteilles remplies d'eau bouillante. N'ayant
point de sangsues, j'applique des ventouses sur
l'épigastre et l'abdomen ; et au moment où ces

précieux annélydes m'arrivent, le pauvre diable est pris par un râle sibilant, et peu de tems après il n'était plus.

Autopsie.

1° Tête : méninges injectées, sinus remplis d'un sang 'gélatineux, dure-mère légèrement injectée ;

2° La substance du cerveau très-consistante ; un peu de sérosité dans les ventricules ;

3° Moelle épinière consistante à la partie supérieure, et molle à la partie inférieure ;

4° Pharynx un peu rouge ;

5° Œsaphage pâle ;

6° Les poumons comprimés, vides de sang, tandis que leurs vaisseaux sont pleins d'un sang noir et visqueux ;

7° La substance du cœur est contractée, les veines de cet organe sont gorgées de sang ;

8° L'aorte, la veine pulmonaire, la veine cave et les oreillettes sont pleins d'un sang noir coagulé ;

9° La rate est dans l'état normal ;

10° L'estomac est distendu par des gaz ; sa muqueuse épaissie offre, dans une partie de son étendue, une légère inflammation ;

11° Rien de remarquable dans les intestins grêles;

12° Plaque gangreneuse, étendue, de quatre à cinq pouces dans le colon;

13° Vessie retrécie, ramassée derrière le pubis, contenant une petite quantité de matière crêmeuse, briquetée.

CINQUIEME OBSERVATION.

Mademoiselle Rosalie Négrié, jeune fille de dix-huit ans, d'une belle constitution, habituellement fort bien réglée, est frappée de diarrhée peu de tems après avoir mis imprudemment les mains dans l'eau froide vers la fin de l'écoulement menstruel. Ses idées de jeune fille, son innocente timidité, l'empêchent de prévenir ses parens; elle conserve son mal sans rien dire; mais bientôt, contrainte par de violentes coliques, elle ose avouer tout à sa mère; à l'instant même on vient me chercher. Je la trouve dans l'état suivant : figure exprimant la peur, yeux cernés, pupille dilatée et immobile; langue blanche au milieu, rosée à la pointe et au pourtour; soif ardente, lèvres bleuâtres; il y a nausées et vomissemens à linstant où elle boit de l'eau sucrée, voix flûtée, respiration gênée, mouvement tumultueux du cœur, de l'aorte et des carotides; pouls sensible, petit; douleur très-vive à l'épigastre et au bas-ventre par la plus petite pression; coliques, ventre météorisé, borborygmes; froid aux pieds, aux bras, aux mains et à la figure; crampes intolérables aux extrémités; la malade va fort souvent à la selle, les matières sont absolument comme du lait cailleboté. On entoure cette jeune personne de plusieurs couvertures de laine; on place autour du corps nombreuses bouteilles remplies d'eau bouillante. Je fais boire de l'eau froide, en attendant de la glace. Je pratique une saignée, j'obtiens deux palettes d'un sang noir, très-épais; 20 sangsues sont appliquées à l'épigastre et 15 au bas-ventre; cataplasme à la chute des sangsues; les bras, les mains sont enveloppés de flanelle trempée dans une décoction émolliente.

Quatre heures après la respiration est moins gênée, une moîteur douce existe sur tout le corps; les crampes sont moindres, le pouls irrégulier, cinq évacuations alvines depuis l'instant où je l'ai quittée ; les piqûres des sangsues donnent abondamment un sang très-noir. Cataplasme bien chaud sur l'abdomen. La malade prend avec avidité et un plaisir extrême la glace qu'on lui donne par petits morceaux ; quart de lavement amylacé.

Elle passe la nuit assez bien ; elle a trois évacuations par bas ; les bras et les mains se refroidissent de tems en tems, on les réchauffe.

Le lendemain deuxième jour, il y a de l'accablement ; l'épigastre, le trajet du colon est toujours douloureux au toucher, chaleur brûlante à l'intérieur ; le pouls, quoique petit, bat avec fréquence (diète) ; 15 sangsues sur le bas-ventre, 20 à l'anus ; eau froide et glace pour boisson ; demi-lavement amylacé à prendre en deux fois dans le courant du jour ; cataplasme sur le ventre à la chute des sangsues. Le soir l'épigastre, le bas-ventre sont moins douloureux. (Mêmes prescriptions, à l'exception des sangsues.)

Le troisième jour la chaleur est parfaitement rétablie ; plus de crampes, faciès un peu moins grippé, sueur répandue sur tout le corps, pouls petit, langue blanchâtre et légèrement

rouge à la pointe, respiration plus facile, éjection d'un peu d'urine; la douleur du bas-ventre
reste encore. Elle a eu cinq selles, les matières
rendues, de blanchâtres qu'elles étaient, sont
devenues verdâtres. 15 sangsues à l'anus, eau
de riz gommée, quart de lavement amylacé,
cataplasme sur le ventre.

Le quatrième jour les symptômes cholériques diminuent graduellement. (Diète, un peu
de gelée de groseille de tems en tems, eau de
riz gommée, quart de lavement.)

Les cinq, six et septième jours, disparition
de tous les symptômes; la convalescence se
confirme. (Quelques cuillerées de lait coupé;
un peu de crême de riz.)

Les huitième et neuvième jours, je trouve
notre belle malade levée; elle demande avec
instances qu'on augmente ses alimens. Je lui
permets donc un œuf au bain Marie. Le matin,
comme elle a un grand désir de manger des
asperges, je lui en accorde cinq pour son
dîner, et un peu de lait coupé pour le soir;
enfin l'alimentation est graduée suivant son
état.

Quinze jours après, je suis tout étonné de
la rencontrer, présentant tous les attributs

extérieurs de la force et de la santé..... Munie
d'un caractère de bienfaisance, elle portait
des secours aux pauvres filles de sa connaissance.

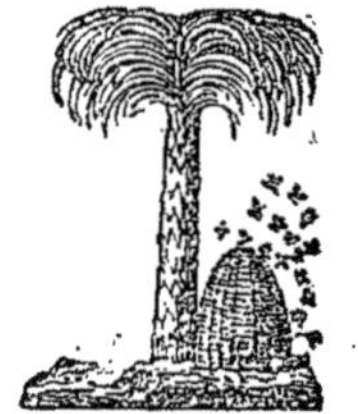